à Monsieur Léon Rattier
Hommage de l'auteur
J. Gannal
fils.

INHUMATION

ET

CRÉMATION

Paris. — Typ. Georges Chamerot, rue des Saints-Pères, 19.

INHUMATION

ET

CRÉMATION

PAR

Le Docteur GANNAL

MÉMOIRE

ADRESSÉ AU CONSEIL MUNICIPAL DE PARIS

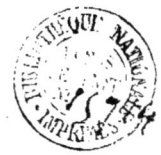

PARIS

MUZARD ET FILS, LIBRAIRES (DÉPOT DES LOIS)

26, PLACE DAUPHINE, 26

1876

INHUMATION

ET

CRÉMATION

~~~~~~

Qu'on ne s'attende pas à trouver ici une étude complète de ce double sujet. Les développements qu'il comporte excèdent de beaucoup le cadre d'une brochure.

Suivre à travers les siècles, depuis les temps les plus reculés jusqu'à nos jours, l'histoire des différents usages funéraires chez les différents peuples ; rechercher les causes de leurs variations ; et faire servir à l'enseignement du présent ces longues expériences du passé, en établissant sur des données irréfutables les avantages ou les inconvénients du système actuel et la valeur réelle des réformes projetées ; ces études exigent dans leur développement un ouvrage considérable. Cet ouvrage, j'ai osé l'entreprendre ; j'y travaille depuis plusieurs années ; et si je ne le publie pas aujourd'hui, malgré l'opportunité du moment, c'est parce que je veux qu'il ne présente, autant que possible, aucune lacune.

Pendant que j'analysais les nombreux travaux publiés sur ce sujet, et que je cherchais la vérité parmi les opinions souvent contradictoires des auteurs qui ont traité des anciennes coutumes des peuples, la nécessité d'une solution de la question des cimetières pour toutes les grandes villes devenait chaque jour plus pressante, et l'on voyait surgir inopinément, comme moyen de la résoudre, la proposition de recourir à l'incinération.

Cette idée fit naître aussitôt de chauds partisans et d'ardents adversaires ; les uns subordonnèrent toutes les questions d'usage, de morale et de religion aux nécessités de salubrité; les autres s'opposèrent, au nom de l'usage confirmé, de la morale et de la religion, à l'adoption de cette pratique dont ils nient d'ailleurs les avantages hygiéniques.

Entre ces deux camps exclusifs, la question s'égarait et n'a pas fait un pas dans le droit sens. Alors il m'a semblé que la nature des études auxquelles je me livre depuis longtemps me donnait le droit et m'imposait même le devoir d'intervenir dans le débat. C'est la raison déterminante de cet opuscule. Il a pour but de ramener la question sur son véritable terrain et de l'envisager à son véritable point de vue.

Dans un autre travail j'aborderai plus spécialement le sujet des cimetières actuels et des nécropoles nouvelles qui sont projetées pour les remplacer, et j'aurai alors à examiner la situation délicate de l'Administration vis-à-vis des familles concessionnaires de terrains perpétuels. Mais, avant de publier ces nouvelles études, je ferai paraître un traité de la législation en matière de sépulture, qui sera terminé sous peu de jours.

On y trouvera des renseignements intéressants et des révélations inattendues sur le droit précaire des familles qui ont des monuments dans les cimetières actuels.

**LES DERNIERS SOINS
A RENDRE AUX DÉPOUILLES HUMAINES
SONT UN ACTE RELIGIEUX
DONT LA PUISSANCE PUBLIQUE NE POURRAIT
PRESCRIRE LE MODE
SANS VIOLER LE PRINCIPE
DE LA LIBERTÉ DES OPINIONS.**

Telle est l'unique considération qui a inspiré l'arrêté par lequel Frochot, un des plus éminents administrateurs que le Département de la Seine puisse s'honorer de compter au nombre de ses préfets, autorisait en 1800 une crémation à Paris.

Combien nous sommes loin aujourd'hui de cet esprit de tolérance, malgré nos prétentions de progrès et de libéralisme !

Depuis que je m'occupe de recherches sur les divers modes de sépultures, j'ai pu constater chez tous les auteurs, à quelque nuance qu'ils appartiennent, le même caractère d'absolutisme et d'intolérance; mais jamais, en ces questions, l'aveuglement et les préventions de parti n'ont été plus frappants que dans ces derniers temps, lorsqu'on a parlé de la crémation.

Les uns ont dit : « L'incinération des corps est un usage barbare et païen auquel le *christianisme a substitué l'inhumation;* revenir à cet usage qui, du reste, est *proscrit par les lois civiles,* ce serait méconnaître les lois religieuses qui prescrivent l'inhumation, etc. ...Donc, il ne faut pas permettre la crémation. »

D'autres disent, au contraire : « Par l'inhumation on enlève à l'agriculture une surface énorme de terrain, et on la prive d'une masse d'engrais que lui fourniraient les éléments organiques qui constituent nos tissus; la terre a besoin de phosphates, etc., etc. » Ces derniers concluent à la crémation obligatoire pour tous.

Si à cet esprit d'intolérance on ajoute l'esprit de routine qui repousse de prime abord toute réforme, quelle qu'en puisse être l'utilité, parce qu'il faudrait l'étudier et que cette étude nécessiterait un travail intellectuel supplémentaire, on comprendra combien de difficultés devra rencontrer l'application pratique nouvelle de la crémation, adoptée autrefois pourtant par raison d'hygiène et, à ce même point de vue, reconnue préférable à l'inhumation par le rapport du Conseil de salubrité de la Seine du 25 février 1876.

Lorsqu'un débat s'ouvre sur une question qui, comme celle-ci, touche aux sentiments les plus respectables, lorsqu'il s'agit d'étudier les changements à apporter dans le mode de sépulture au sein d'une population dont la religion se manifeste, par le *culte des morts*, à un aussi haut degré que dans la population parisienne, il importe d'aborder avec les plus grands ménagements tous les projets de réforme ; il importe surtout d'affirmer, dès le principe, comme l'a fait Frochot le plus profond respect pour la liberté des opinions.

La crémation devra être facultative, ou elle ne sera pas adoptée.

L'incinération des corps est-elle ou non

un progrès? Peut-on voir dans l'idée de remettre en pratique cet usage ancien un signe de l'athéisme et du matérialisme de notre époque? Je réponds plus loin à ces questions. Il convient d'établir tout d'abord un fait indéniable, c'est que la nécessité de revenir à la crémation, qui a été abandonnée pendant des siècles, est en ce moment l'objet de sérieuses études dans le monde entier. Partout où il y a de grandes agglomérations de population, on a reconnu urgent de rechercher les moyens de parer aux dangers que font courir aux vivants les amoncellements de cadavres dans les cimetières. La crémation a été présentée comme un de ces moyens.

Il n'en est point de plus radical, ni qui réponde plus efficacement à l'objet qu'on se propose. Cela est facile à démontrer; mais, avant de parler de l'utilité pratique de cette réforme et d'exposer les raisons qui pourront la faire adopter par ceux même qui y sont aujourd'hui le plus opposés, il me paraît nécessaire de répondre aux arguments théoriques des adversaires de l'incinération des corps et aux raisonnements spécieux des philosophes agriculteurs qui en sont aujourd'hui les plus zélés défenseurs.

L'inhumation n'est pas une réforme chrétienne. Le christianisme n'a pas substitué ce mode de sépulture à la pratique païenne de l'incinération, car les lois des Douze Tables des décemvirs romains, qui furent édictées 450 ans environ avant Jésus-Christ, attestent que ces deux usages étaient également en vigueur.

C'est donc par erreur que certains écrivains religieux ont émis cette assertion. C'est par erreur aussi que d'autres auteurs ont dit, au contraire, en s'inspirant d'un passage de Pline, que Sylla avait été le promoteur de l'incinération des corps.

Il est parfaitement démontré par les écrivains du siècle d'Auguste qu'à cette époque l'incinération des cadavres était tombée en désuétude. La preuve en est encore dans le silence des Pères de l'Église qui n'auraient pas omis de parler de la crémation, si elle avait alors été pratiquée.

Je n'ai trouvé sur cette question que les opinions suivantes : Tertullien a dit, en parlant de l'incinération des corps, que c'était une opération cruelle. — Saint Augustin a dit, à ce même propos, que le Tout-Puissant ne serait pas embarrassé pour ressusciter les corps et leur rendre la vie, qu'ils aient été dévorés par les animaux ou par les flammes, qu'ils aient été réduits en poussière, en cendres, en liquides ou en vapeurs.

Qu'on ne cherche donc pas à mettre la crémation en opposition avec les règles et les principes religieux, car il serait très-difficile de trouver des textes pour justifier une pareille opposition.

Les lois civiles des peuples qui ont succédé à l'empire romain ne contiennent aucune disposition prohibitive de la crémation, par la simple raison qu'elle n'était plus en usage. Il faut cependant excepter un article des Capitulaires de Charlemagne qui interdit, sous peine de mort, de brûler les corps et d'en réduire les ossements en cendres.

Depuis cette époque (789), aucune loi n'a

fait mention de l'incinération des cadavres. On peut donc être surpris de trouver dans un livre écrit, il y a un an, par un avocat à la Cour d'Appel de Lyon que le législateur veut que les corps soient inhumés et non brûlés.

Cet auteur invoque la loi du 23 prairial an XII, qui ne parle que de l'inhumation, et il en conclut que la crémation est défendue, et qu'il faudrait une loi nouvelle pour en permettre la pratique.

A cette objection spécieuse on peut répondre par cet axiome de droit que ce que la loi ne défend pas, elle le permet ; ne doit-on pas reconnaître que le mot *inhumation*, ne s'appliquant proprement qu'au dernier acte des obsèques, n'exclut par lui-même aucune des opérations préliminaires auxquelles les corps peuvent être soumis ?

Si le législateur de 1804 avait voulu proscrire la crémation, il l'aurait spécifié, attendu que ce procédé de destruction des corps, proposé à différentes reprises dans les Assemblées législatives de la République, avait été mentionné dans plusieurs mémoires envoyés au concours de l'Institut en l'an IX ; et, repoussé seulement *par la considération de la trop grande consommation des combustibles qu'entraînerait cette opération*, il n'en avait pas moins été autorisé à Paris à la même époque par le préfet Frochot.

De ce qui précède il résulte que les lois civiles ne défendent pas l'incinération des corps.

Certains philanthropes matérialistes ne voient dans le corps humain qu'une masse d'engrais dont on fraude la société par l'inhumation. Je crois que, s'il est un moyen sûr de compromettre et de perdre la cause qu'ils défendent, c'est de la présenter sous cette forme, et d'en faire un des éléments d'un programme matérialiste.

Il n'est pire ennemi qu'un *trop savant* ami, aurait dit la Fontaine s'il avait eu à caractériser d'un trait la campagne entreprise par ces partisans de la crémation.

Le respect des morts est un sentiment religieux que possède en France la plus grande partie de la population; je n'en veux d'autre preuve que l'opposition qu'a rencontrée le projet de l'administration de transporter les cimetières à de grandes distances de Paris. Est-il vraisemblable que ce sentiment s'évanouira devant les théories utilitaires de ces agronomes en quête d'engrais?

Non, jamais on ne permettra l'emploi comme engrais du produit de l'incinération des corps. Il y a des principes moraux d'ordre supérieur qui s'y opposent.

On semble croire trop généralement que l'incinération des corps est présentée aujourd'hui en France pour la première fois comme moyen de remédier à l'insuffisance des cimetières et aux dangers qu'ils présentent.

Après l'arrêt rendu en 1765 par le Parlement de Paris contre l'inhumation dans les églises et dans l'enceinte des villes, la crémation fut proposée.

Lorsqu'il fut question de créer de vastes cimetières à Paris, avant 1800, plusieurs auteurs demandèrent de revenir à l'incinération.

Il n'est donc pas surprenant que, depuis qu'il est question d'ouvrir de nouveaux cimetières pour les besoins de toutes les grandes villes dont les nécropoles sont devenues trop petites, on ait de nouveau conseillé de brûler les corps.

La crémation est-elle susceptible de résoudre ou de simplifier la question des cimetières ?

Si tout le monde adoptait cet usage, il est clair que les difficultés pendantes se trouveraient aplanies. L'administration ne croirait pas nécessaire de *déporter* les morts à 23 kilomètres, en créant à Méry-sur-Oise la vaste nécropole rêvée par M. Haussmann, ainsi qu'une succursale à Wissous, affectée aux besoins de la rive gauche. Il n'y aurait plus également à songer au projet de création des huit cimetières périphériques, proposés par les adversaires du projet Haussmann.

Mais nous n'en sommes pas là.

L'incinération sera, pendant un certain temps encore, une pratique exceptionnelle, à laquelle, toutefois, l'éloignement, *quel qu'il soit,* des cimetières que l'on sera bientôt dans la nécessité d'ouvrir, ralliera un grand nombre de partisans.

Examinons donc, dans l'hypothèse où la crémation entrerait peu à peu dans la pratique :

1° Quels sont les corps que l'on brûlera ?

2° Comment on les brûlera ?

3° Ce que l'on fera des cendres ?

4° Enfin, comment on pourra empêcher que *les criminels trouvent dans la crémation la sécurité qu'ils ne rencontrent pas dans les procédés actuels d'inhumation ?*

1° *Quels sont les corps que l'on brûlera ?*

En dehors de son utilité réelle et urgente, qui n'apparaît pas encore à tout le monde, la crémation n'est, dans l'état actuel de l'opinion, qu'une question de sentiment, dont se sont emparés, pour la dénaturer, les gens à système et à parti pris. Ce mode de destruction des corps sera accueilli ou repoussé par les familles selon leurs impressions intimes.

Il est des personnes qui considèrent comme une violation sacrilége des lois de la nature de rien tenter pour empêcher les affreuses altérations qui caractérisent la décomposition cadavérique. Celles-là, certainement, ne renonceront pas à l'inhumation simple.

Mais il en est d'autres, au contraire, que la pensée de ces altérations lentes et hideuses de formes chéries et respectées remplit d'horreur; celles-là préféreront sans hésiter la destruction rapide et presque instantanée.

D'autres personnes encore, dont le nombre est plus grand qu'on ne le croit, je suis à même de l'affirmer, se rallieront à la crémation par un sentiment de tout autre nature, je veux dire pour éviter d'être enterrées vivantes. Il est bien certain, en effet, qu'avec la crémation, les corps ne devant d'ailleurs être brûlés qu'après que la mort se sera manifestée par son signe indéniable, la putréfaction, il n'y a plus d'erreur possible.

A ces adhérents, il convient évidemment d'ajouter un certain nombre de libres penseurs et de matérialistes qui préféreront l'incinération à l'inhumation, *par principe,* et qui affirmeront leur prédilection avec d'autant plus d'acharnement, que l'adoption de cette pratique rencontrera plus d'opposition dans le camp de leurs adversaires naturels.

C'est ainsi que peu à peu la crémation entrera dans les mœurs et finira par être acceptée par les populations à cause des avantages qu'on lui reconnaîtra, et en dehors de toute question d'opinion.

L'administration pourra recourir à l'incinération pour les personnes mortes dans les hôpitaux, les hospices et les prisons, dont les corps n'auront pas été réclamés et qui n'auront pas, de leur vivant, témoigné le désir d'être inhumées sans crémation.

Enfin l'administration sera naturellement sollicitée à faire réduire en cendres les cadavres provenant des amphithéâtres de dissection.

2° *Comment brûlera-t-on les corps?*

Il n'est venu dans la pensée de personne

de reconstruire le bûcher antique ; ce procédé barbare et coûteux n'a plus, en effet, de raison d'être employé aujourd'hui. S'il en a été question au siècle dernier, dans les mémoires des ennemis systématiques de la crémation, ainsi que dans un rapport de l'Institut, cela n'a été que pour présenter la dépense de combustible comme un motif suffisant de proscrire cet usage.

L'état avancé des sciences permet d'affirmer que les appareils ne manqueront pas pour effectuer la crémation à peu de frais, décemment, et sans que les résidus du combustible se mêlent aux cendres fournies par les corps.

Déjà plusieurs appareils remplissant ces conditions ont été inventés et essayés :

A Londres, le docteur Thompson s'est servi de fours à réverbère pour ses expériences.

A Dresde, le corps de Mme Dilke a été brûlé, le 10 octobre 1875, d'après le système de MM. Siemens.

A Milan, le 22 janvier 1876, le corps de M. Keller a été réduit en cendres au moyen de l'appareil de MM. Polli et Clericetti.

Enfin il y a le mystérieux procédé du savant chimiste Gorini.

Lequel de ces systèmes adoptera-t-on?

Aucun ne paraît avoir encore atteint la perfection. Mais il n'est pas douteux que l'on ne doive y arriver. Le Conseil municipal de Paris a donc sagement agi en proposant, dans sa séance du 16 juillet 1875, de mettre la question au concours.

3° *Où déposera-t-on les produits de l'incinération des corps?*

Je ne reviendrai pas sur les raisons morales qui s'opposent à ce que les cendres soient livrées à l'agriculture pour être employées comme *engrais*.

Il est également inutile de m'étendre sur les inconvénients qui pourraient résulter de la remise aux familles des urnes cinéraires que l'on verrait figurer dans les déménagements, et dont on trouverait, au bout d'un certain temps, un grand assortiment dans les boutiques des brocanteurs.

Je crois que, par des considérations que tout le monde devinera et dont on saisira aisément la portée, l'Administration pourrait défendre, en quelque lieu que doivent être déposées les urnes, d'employer à leur confection aucune matière première de valeur. La pierre, le marbre, la fonte et le bronze suffiraient pour cet usage; et l'on donnerait, au besoin, un prix considérable à ces matériaux vulgaires en demandant aux artistes le concours de leurs talents.

Les urnes cinéraires devront être déposées dans des monuments spéciaux dont l'Administration aura la surveillance; et, pour donner satisfaction aux habitudes prises, ces monuments seront construits dans les cimetières actuels.

Y trouvera-t-on un emplacement suffisant?

Pour ne parler que de Paris, depuis longtemps les inhumations en fosse commune n'ont plus lieu dans les cimetières du Père Lachaise, de Montmartre et de Montparnasse, ainsi que dans la plupart des cimetières annexés, à cause de la saturation du sol affecté à cet usage pendant près de soixante ans. De plus il ne me paraît pas admissible que l'Administration, usant d'un droit légal d'expropriation fort discutable, comme je le démontrerai prochainement, veuille s'exposer à froisser les familles qui ont acheté des concessions perpétuelles. (Ces concessions sont au nombre de 70,000 environ dans les anciens cimetières.)

Donc, il y aurait dans les anciens cimetières de Paris : 1° en remplacement d'une partie de la fosse commune, un vaste *colombaire* destiné à recevoir les cendres des pauvres ; 2° les concessions anciennes, au gré des familles concessionnaires ; 3° les concessions nouvelles qui ne seraient accordées qu'à cet effet ; 4° des colombaires plus ou moins considérables qui s'élèveraient sur des terrains concédés à des corporations, à des sociétés, à des associations, etc.

Ajoutons que la vente de ces terrains dédommagerait amplement la Ville.

Ces mesures remédieraient au fâcheux état de choses qui résulte du maintien des anciennes nécropoles dans l'intérieur des villes, à l'usage exclusif des familles assez riches pour y acheter des concessions perpétuelles.

L'adoption de l'incinération des corps restituerait, à mon avis, aux familles religieuses la faculté de déposer dans les cryptes des églises les restes de leurs proches, et procurerait au budget des églises de nouvelles ressources.

Pour quel motif s'y opposerait-on ?

Les raisons d'hygiène qui ont fait interdire les inhumations dans les églises ne sauraient, dans ce cas, être invoquées.

Les Municipalités, sous prétexte que les temples du culte sont des monuments civils, se refuseraient-elles à ce qu'on en modifiât la destination? Cela est peu probable.

Il devrait, en tout cas, être permis aux ministres des différents cultes de faire construire et approprier à cet usage des chapelles spéciales; et là, du moins, se trouverait évitée la promiscuité que l'on reproche aux cimetières.

Ce qui m'a donné l'idée de cette proposition, c'est que, dans le cours de mes études, j'ai été frappé de la ténacité avec laquelle les chrétiens ont persisté dans leurs désirs d'être inhumés dans les églises ou le plus près possible des saintes reliques, malgré les inconvénients que cet usage présentait pour la salubrité publique, et en dépit des dangers qu'il faisait courir aux fidèles réunis dans ces milieux viciés.

Il y avait là une question de foi, indiscutable, dont on peut juger la force par la résistance que rencontra l'application des mesures proscrivant les inhumations dans les églises et dans l'enceinte des villes.

4° *Comment pourra-t-on empêcher que les criminels trouvent dans la crémation une sécurité qu'ils ne rencontrent pas dans les procédés actuels d'inhumation ?*

On est obligé de reconnaître qu'il y a des empoisonneurs en France, comme dans tous les autres pays; il y en a toujours eu, et il est malheureusement probable qu'il y en aura toujours ; mais je suis loin de croire qu'au point de vue criminel, et dans le cas même où il ne serait apporté aucune restriction à sa mise en pratique, la crémation doive avoir des conséquences plus fâcheuses que *l'inhumation en tranchées,* qui a été usitée pendant des siècles.

Il faut reconnaître néanmoins que ce nouveau mode de destruction des corps serait de nature à donner aux criminels une espérance d'impunité qui les enhardirait ; et il est, dès lors, bien naturel qu'avant d'en introduire l'usage dans nos mœurs, on cherche à en prévenir le danger.

Jusqu'à présent cet argument contre la crémation n'avait été formulé en Angleterre, en Allemagne et en Italie, aussi bien qu'en France, que par des écrivains opposés de parti pris à cette réforme, et qui cherchaient à y apporter de telles entraves, que les familles dussent forcément la repousser.

Le Conseil de salubrité de la Seine, consulté sur le fond même de la question, répondit, dans un rapport du 25 février 1876, que la crainte de l'impunité pour les empoisonneurs était la seule raison qui pût empêcher la pratique de l'incinération.

Cette fois, nous nous trouvons en présence d'une opinion émise, non plus par des adversaires passionnés, mais par des savants pratiques, absolument désintéressés dans la question au point de vue des principes. Il convient donc de la prendre en sérieuse considération.

Le Conseil de salubrité n'a vu d'autre remède à ce danger *plus grave*, dit-il, *que l'insalubrité reprochée aux cimetières,* que d'exiger, par une loi, qu'avant *toute crémation* il fût procédé à l'autopsie du cadavre et à l'expertise chimique de ses organes essentiels pour y constater la présence ou l'absence de tout poison.

Demander que les recherches médico-légales soient le préliminaire de *toute crémation,* c'est rendre la crémation impraticable. La supposition de crime qu'impliquerait l'application de cette mesure serait, dans bien des circonstances, gratuitement injurieuse pour les médecins et pour les familles. Je veux parler des cas où la mort serait le résultat prévu de maladies bien déterminées.

Mais si, tout en sachant opportunément respecter la susceptibilité des familles, on parvenait à trouver des mesures qui donnassent au public toute sécurité contre ces tentatives criminelles, et qui pussent, en même temps, offrir des garanties certaines contre le danger des inhumations précipitées, l'avenir de la crémation me semblerait assuré.

J'ose penser que ce double but peut être atteint au moyen des mesures que je vais proposer.

La crémation ne sera mise en usage que dans les grands centres de population, à cause des dépenses que nécessitera la construction des appareils, quels qu'ils soient ; or, dans toutes les villes, il y a des médecins chargés de la vérification des décès. En général ce service est bien organisé ; pourtant, ainsi que je l'ai déjà signalé dans un ouvrage que j'ai publié il y a plusieurs années (1), les médecins de l'état civil s'occupent beaucoup trop souvent de s'assurer *pour eux-mêmes* de la réalité

(1) Mort réelle et mort apparente. — Paris, 1868, un vol. grand in-8°.

de la mort, et pas assez d'en montrer l'évidence aux familles, et il en résulte que, malgré le mérite incontestable des praticiens qui sont chargés de ces fonctions, la crainte des inhumations précipitées persiste dans l'esprit public.

Que le médecin de l'état civil, lorsqu'une famille aura demandé l'incinération d'un corps, soit obligé de s'enquérir des circonstances qui auront précédé la mort, et de rechercher de la manière la plus minutieuse les caractères qui permettraient de découvrir si des tentatives criminelles ne l'ont pas précipitée ou même déterminée; alors les témoins de ces investigations acquerront la certitude que toute méprise est impossible.

La société trouvera à son tour des garanties dans l'adoption des mesures suivantes : on exigera par un règlement que le médecin, qui aura donné ses soins avant le décès, soit tenu de remettre pour le médecin de l'état civil une attestation de la nature de la maladie qui a déterminé la mort.

Lorsque la mort sera le résultat d'un accident subit, et qu'aucun médecin n'aura été appelé pour donner ses soins à la personne décédée; lorsque la marche insolite de la maladie ne permettra pas au médecin traitant de prendre la responsabilité d'affirmer que la mort est naturelle; et encore lorsque le malade aura succombé des suites d'un traitement d'empirique n'ayant pas qualité pour donner d'attestation, dans tous ces cas le médecin vérificateur devra aviser le médecin inspecteur, afin que ce dernier vienne faire une contre-visite, et qu'il puisse, pour peu qu'il conserve de soupçons, retarder le moment des obsèques, s'opposer à l'incinération du corps et, au besoin, demander au parquet qu'il soit procédé à une enquête.

Voilà, à mon avis, ce qu'il convient de faire; vouloir davantage serait une exigence superflue qui semblerait témoigner d'une répugnance préconçue et d'une opposition systématique.

Or : *les derniers soins à rendre aux dépouilles humaines sont un acte religieux dont la puissance publique ne pourrait prescrire le mode sans violer le principe de la liberté des opinions.*

CONCLUSIONS.

1° La crémation sera *facultative*.

2° Lorsqu'une famille voudra qu'il soit procédé à l'incinération du corps d'une personne décédée, avis devra en être donné au maire, au moment de la déclaration du décès, et il en sera fait mention sur la feuille de visite qui est remise par la mairie au médecin de l'état civil.

3° Après la visite des médecins de l'état civil, et au plus tôt vingt-quatre heures après l'heure de la déclaration du décès, *sauf les cas d'urgence reconnus par les médecins de l'état civil*, les corps seront portés dans les maisons mortuaires qui seront établies, ainsi que les bâtiments d'incinération, dans les dépendances des anciens cimetières.

4° On installera dans ces dépositoires tout ce qui sera nécessaire pour porter secours aux personnes qui pourraient n'être qu'en léthargie, et un personnel spécial, placé sous la direction d'un médecin, y sera continuellement de service.

5° Les corps resteront exposés à visage découvert dans ces dépositoires jusqu'à ce que l'apparition manifeste de la putréfaction ait démontré la certitude de la mort; alors le médecin remettra, par écrit, au conservateur du cimetière l'avis qu'il peut être procédé à la crémation.

6° Le conservateur pourra dès lors autoriser l'incinération, à moins qu'il n'ait été avisé qu'une enquête a été ouverte sur les causes douteuses de la mort; dans ce cas, la crémation ne sera pratiquée qu'après que le parquet en aura fait remettre l'autorisation au conservateur.

7° Après que l'incinération des corps aura été effectuée sous la surveillance des agents spécialement préposés pour ce service, les cendres seront recueillies et placées dans des urnes qui porteront un numéro matricule correspondant au numéro du registre d'entrée dont le conservateur a la tenue.

8° Les urnes seront déposées dans un emplacement spécial sur lequel on inscrira le numéro correspondant à celui du registre d'entrée, les nom, prénoms et âge de la personne décédée; cette inscription sera contrôlée par le conservateur, qui vérifiera si ces indications sont conformes à celles du registre matricule.

9° Lorsque les urnes cinéraires devront être déposées ailleurs que dans les cimetières, le conservateur sera avisé si l'administration autorise cette translation. Cet avis lui tiendra lieu de décharge et restera dans les archives du cimetière.

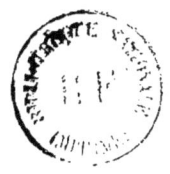

Paris — Typographie Georges Chamerot, rue des Saints-Pères. 19.

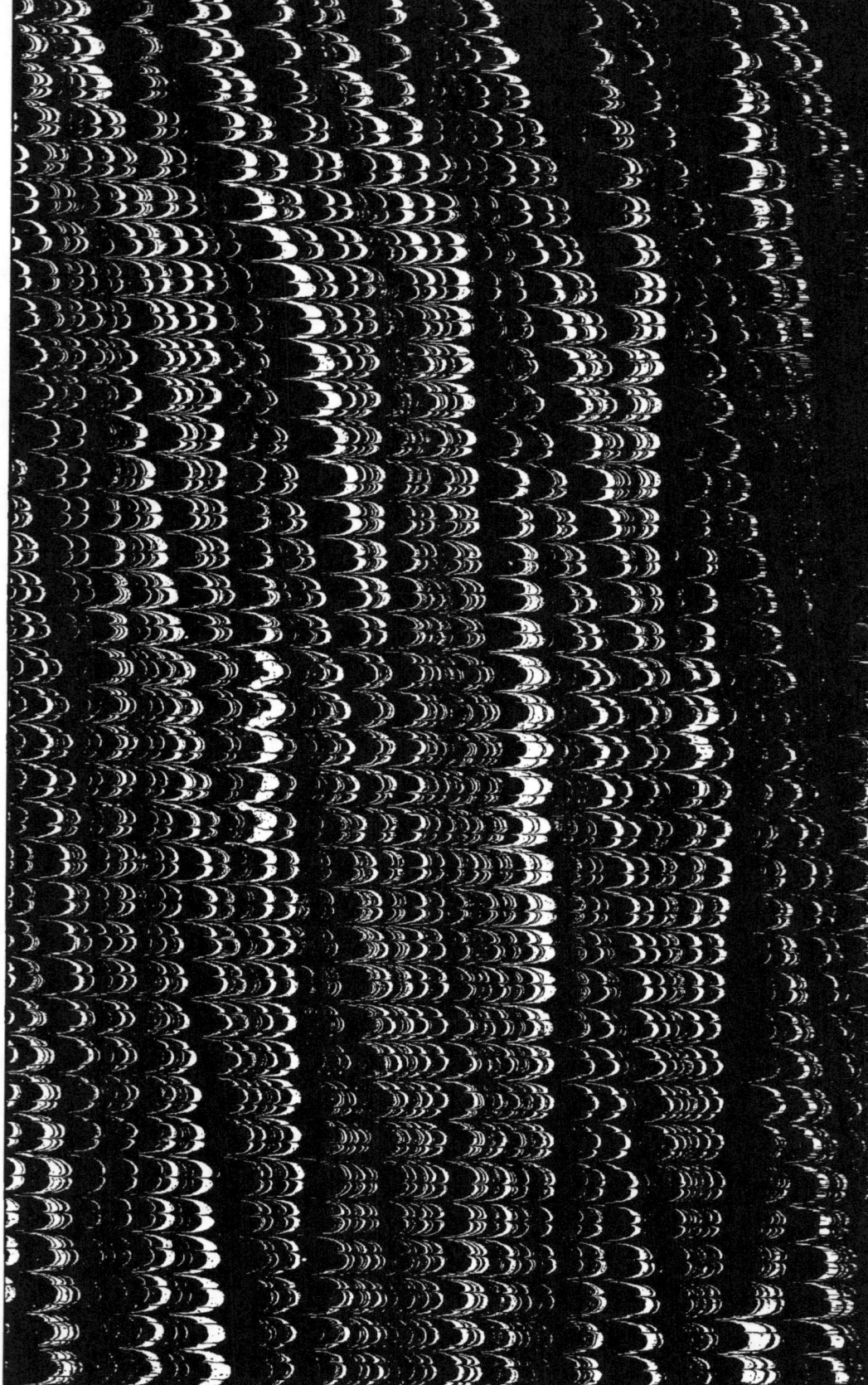

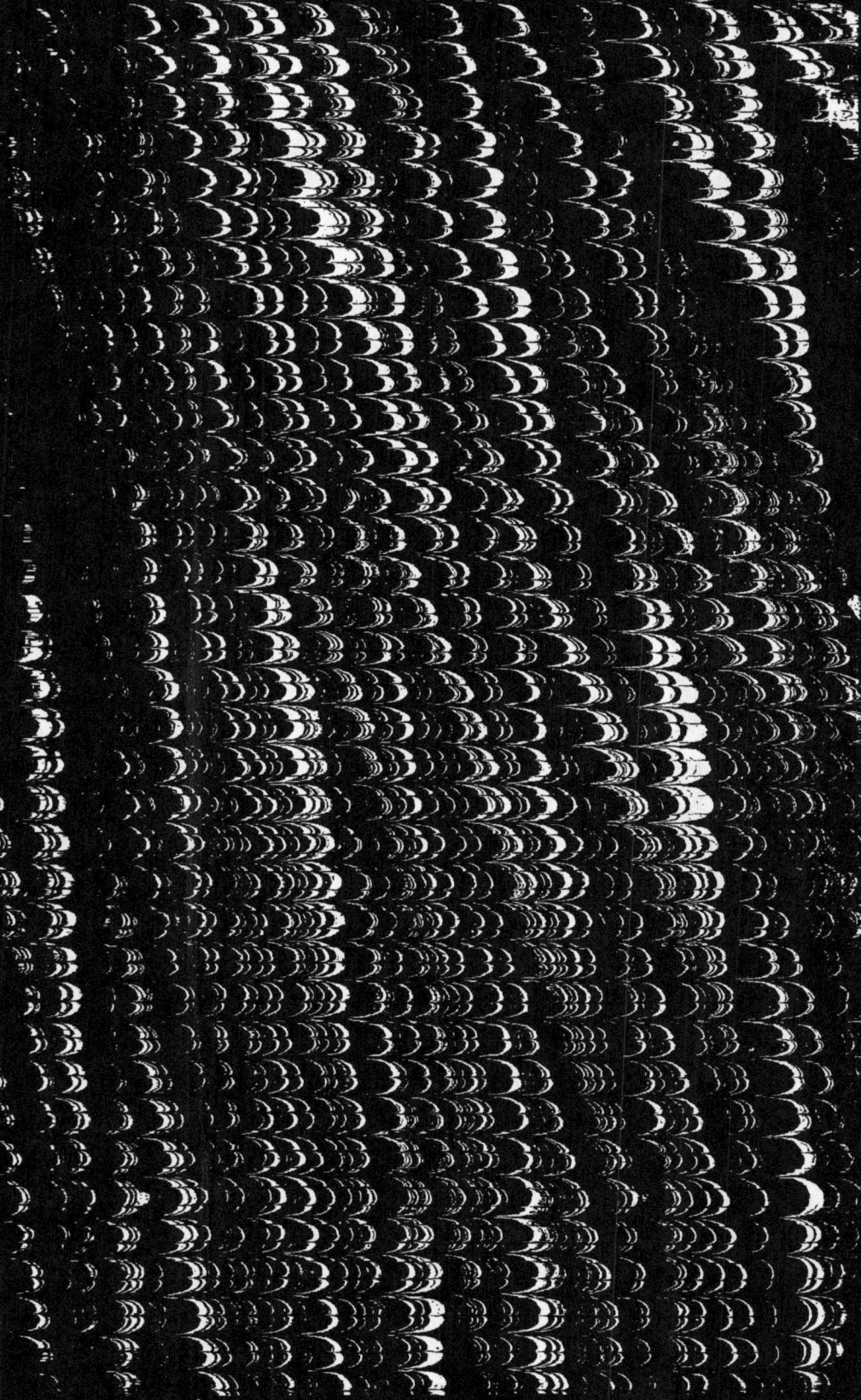